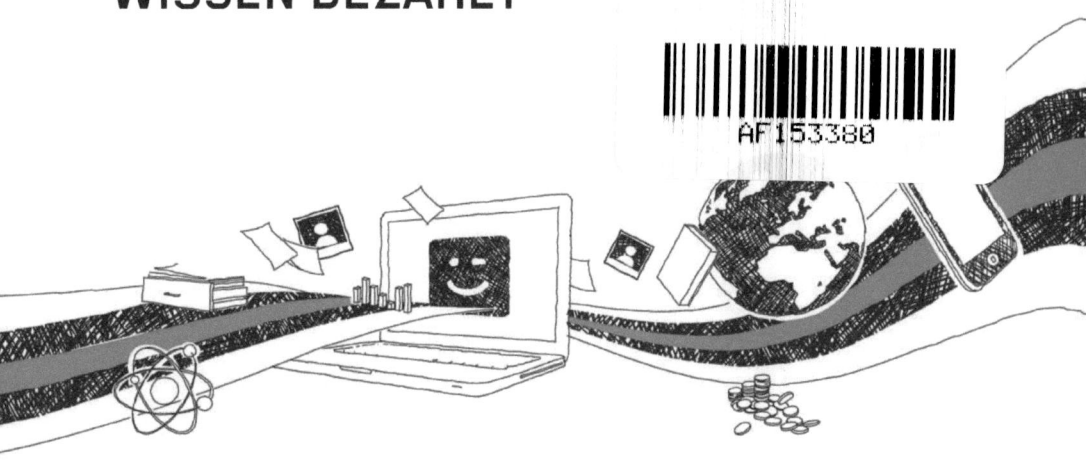
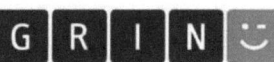

Gesundheitsförderung und Prävention in Lebenswelten. Im Setting Kindertageseinrichtung

K. Becker

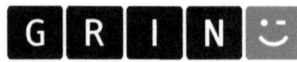

Bibliografische Information der Deutschen Nationalbibliothek:

Die Deutsche Nationalbibliothek verzeichnet diese Publikation in der Deutschen Nationalbibliografie; detaillierte bibliografische Daten sind im Internet über http://dnb.d-nb.de abrufbar.

ISBN: 9783346674821
Dieses Buch ist auch als E-Book erhältlich.

© GRIN Publishing GmbH
Nymphenburger Straße 86
80636 München

Druck und Bindung: Books on Demand GmbH, Norderstedt Germany
Gedruckt auf säurefreiem Papier aus verantwortungsvollen Quellen

Das Buch bei GRIN: https://www.grin.com/document/1245618

Deutsche Hochschule für
Prävention und Gesundheitsmanagement
Hermann Neuberger Sportschule 3
66123 Saarbrücken

Einsendeaufgabe

Fachmodul:	Gesundheitsförderung und Prävention in Lebenswelten
Studiengang:	Gesundheitsmanagement Bachelor of Arts
Datum Präsenzphase:	06.04.2021 - 09.04.2021
Studienort:	Düsseldorf
Semester:	WS 2018

Inhaltsverzeichnis

1 Analyse der gesundheitlichen Ausgangssituation im Setting Kindertageseinrichtung

Die Lebens- und Gesundheitssituation des Menschen ist von verschiedenen Einflussfaktoren abhängig. Neben den genetischen Dispositionen, Geschlecht, Alter und die individuelle Lebensweise verdeutlichen Dahlgren & Whitehead weiter Determinanten der Gesundheit: die soziale Umwelt und Integration, die Arbeits- und Lebensbedingungen, wie auch die allgemeinen sozioökonomischen, kulturellen und umweltbezogenen Bedingungen (1991).

In den vergangenen Jahren stiegen neben den individuellen Maßnahmen zur Gesundheitsförderung vor allem die Bedeutsamkeit von Prävention und Gesundheitsförderung in sozialen Strukturen, den Settings (Schneider, 2017).

Im weiteren Verlauf wird drauf aufbauend die gesundheitsbezogene Datenlage im Setting Kindertagesstätte mit der dazugehörige Zielgruppe Vorschulkinder, anhand aktuell verfügbarer Literatur analysiert. Daran anschließend werden Handlungsansätze der Gesundheitsförderung und Verbesserungen der Lebens- und Gesundheitssituation im Setting Kindertagesstätte abgeleitet.

1.1 Gesundheitsbezogene Datenlage von Vorschulkinder

Spezifisch für das Setting Kindertagesstätte werden die wesentlichen Gesundheitsprobleme und das Gesundheitsverhalten von Kindern im Vorschulalter näher betrachtet und im Hinblick der Bedeutsamkeit des Setting-Ansatz Kindertageseinrichtung ausgewertet.

1.1.1 Zentrale Gesundheitsprobleme von Vorschulkinder

Mit dem medizinischen Fortschritt hat sich die nationale Gesundheitslage der Kinder und Vorschulkinder unverkennbar verbessert. Einhergehend mit der ausgeprägten medizinischen Versorgung und dem hohen nationalen Entwicklungs- und Bildungsstand steigen jedoch die Zivilisationserkrankungen.

Das Robert Koch-Institut [RKI] und das Statistische Bundesamt [Destatis] stellten 2008 die zentralen Gesundheitsprobleme mithilfe der Ergebnisse des von 2003 bis 2006 erhobene Kinder- und Jugendgesundheitssurveys (KiGGS) dar.

Immer häufiger werden im frühen Kindesalter Bewegungsmangel mit Defiziten in der körperlichen Ausdauerleistung und Körperkraft, psychische Verhaltensauffälligkeiten, Defizite in der motorischen Entwicklung und Koordinationsfähigkeit, Übergewicht und Adipositas mit problematischem Ernährungsverhalten sowie ein erhöhtes Risiko für Unfälle und Verletzungen festgestellt (Bundeszentrale für gesundheitliche Aufklärung [BZgA], 2002, S.22).

Der steigende Anteil an übergewichtiger und adipöser Vorschulkinder wird immer mehr zu einem zentralen Gesundheitsproblem. Zwar ist Übergewicht und Adipositas im frühen Kindesalter mit lediglich 9,1 % im Vergleich zu der nachfolgenden Jugendphasen mit 17,7 % noch gering vertreten, aber die Auswirkungen auf die Gesundheit sind dennoch gravierend (Kurth & Schaffrath Rosario, 2007).

Ein im Kindesalter entwickeltes Übergewicht und Adipositas wird oft ein Leben lang beibehalten und wirkt sich direkt negativ auf den Blutdruck, Cholesterin und Blutzucker aus. Das Risiko für weitere Erkrankungen wie beispielsweise Typ-2-Diabetes, Leberverfettung, Gelenkschäden, Bluthochdruck, nächtliche Atmungsstörungen und Arteriosklerose erhöht sich (Danielzik, Pust, Landsberg & Müller, 2005).

Betroffen sind vor allem die 3- bis 6-jährigen Mädchen, welche mit 10,8 % deutlich häufiger an Übergewicht leiden als die Jungen mit 7,3 % (Schienkiewitz, Brettschneider, Damerow & Schaffrath Rosario, 2018).

Zusätzlich zu den geschlechterspezifischen Unterschieden weisen Vorschulkinder mit Migrationshintergrund und abnehmenden Sozialstatus eine erhöhte Prävalenz an Übergewicht und Adipositas zu erkranken auf: Die 3- bis 6-jährige Kinder mit Migrationshintergrund sind häufiger betroffen (Übergewicht 13,3 % und Adipositas 4,9 %) als gleichaltrige Kinder ohne Migrationshintergrund (Übergewicht 8,3 % und Adipositas 2,4 %) (Kurth & Schaffrath Rosario, 2007).

Neben den soziodemografischen Merkmalen wurden weitere Zusammenhänge deutlich, welche eine Ausprägung von Übergewicht und Adipositas begünstigen. Erfasst wurden das Übergewicht der Eltern oder eine hohe Gewichtszunahme der Mutter während der Schwangerschaft, ein hohes Geburtsgewicht, das Rauchverhalten der Eltern, wenig Schlaf und körperliche Aktivität, hoher Medienkonsum, ungesunde Ernährung, der

Schultyp sowie ein niedriger familiärer Zusammenhalt und fehlende Betreuung (RKI & Destatis, 2008).

Zur Gewichtsproblematik von Vorschulkinder erhöht sich auch der Bewegungsmangel. Der Alltag von Kindern im Vorschulalter ändert sich immer mehr hin zu einem passiven elektronisch, medienorientierten Spiel- und Freizeitverhalten. Folglich sind Vorschulkinder mit einem zunehmenden sitzenden Lebensstil immer weniger körperlich aktiv und fit als früher. Ein Verhalten welches Bewegungsmangel in den späteren Lebensphasen begünstigt (Bös, 1999, S. 29-47).

Ein signifikant höheres Risiko für Bewegungsmangel bildet neben der passiven und inaktiven Alltags- und Freizeitgestaltung ein niedriger sozialer Status, Migrationshintergrund, wenig Bewegungsangebote in der Wohnumgebung. Hinzu kommen die Einschränkungen der kindlichen Bewegungswelt durch die Urbanisierung und Technologisierung oder fehlende familiäre Vorbilder und inaktive Eltern (Bar-Or & Baranowski, 1994; Bös et al., 2001; Dordel, 2007; Graf et al., 2003).

Die KiGGS-Studie weist bei Kindern in Deutschland, im Vergleich zu den vor 30 Jahren erhobenen Einschätzungen der motorischen Leistungsfähigkeit bei gleichaltrigen Kindern, einen Bewegungseinbruch und Leistungsabfall von durchschnittlich 14 % auf (Bös et al., 2006; Brettschneider, 2006).

Die Auswirkungen des Bewegungsdefizits auf die frühkindliche Gesundheit äußern sich insbesondere in Bluthochdruck, Fettstoffwechselstörungen, erhöhten kardiovaskulärem Erkrankungsrisiko, Übergewicht, Adipositas und Diabetes mellitus Typ 2 (Zalesin, Franklin, Miller, Peterson & McCullough, 2011).

Besonders die Zusammenhänge von Bewegungsmangel und Defiziten in der motorischen und koordinativen Leistung im Vorschulalter sind dabei hervorzuheben. Aufgrund der fehlenden Entwicklungs- und Bewegungsreizen wird der im Wachstum befindende aktive und passive Bewegungsapparat der Vorschulkinder in Form und Funktion negativ beeinflusst. Die Folge ist eine zentrale Gesundheitsproblematik in Form von frühkindlichen motorischen Leistungsdefiziten und Koordinationsschwächen (Dordel, 2007).

Die Defizite des Stütz- und Bewegungsapparates äußert sich dabei in Körperwahrnehmungs-, Gleichgewichts- und Koordinationsstörungen sowie Haltungsschwächen. Ferner wurden neben motorischen und psychomotorischen Erkrankungen auch meist damit einhergehend Übergewicht oder Herz-Kreislauf-Schwächen im Kindesalter nachgewiesen (Breithecker & Liebisch, 1993; Kühl, 1985; Laschner, 1979). Hierbei ist das Niveau der motorischen Entwicklung beziehungsweise die motorischen Defizite hervorzuheben, welche häufig zu Unfällen beitragen (Taimela et al., 1990).

Ein weiteres zentrales Gesundheitsproblem von Vorschulkindern sind die psychischen Verhaltensauffälligkeiten. Dazu gehören neben Konzentrationsstörungen, Aggressivität und Hyperaktivität unter anderem auch ein verzögerter Spracherwerb, Schwierigkeiten bei adäquater Bewältigung von Entwicklungsaufgaben oder problematische Verhaltensweisen mit Gleichaltrigen.

In der KiGGS-Studie wurden anhand des international anerkannten Screening-Instruments für emotionale und Verhaltensprobleme „Strengths and Difficulties Questionnaire" (SDQ) Hinweise auf psychische Auffälligkeiten erfragt (Goodman, 1997).

Dabei wurde ein Gesamtergebnis aus der Summe der Teilbereiche emotionale Probleme, aggressiv-dissoziale Verhaltensprobleme, Hyperaktivität und Unaufmerksamkeit, Probleme mit Gleichaltrigen und prosoziales Verhalten berechnet (Hölling, Erhart, Ravens-Sieberer & Schlack, 2007; Hölling, Schlack, Petermann, Ravens-Sieberer & Mauz, 2014; Klipker, Baumgarten, Göbel, Lampert & Hölling, 2018).

Daraus resultierte, dass in den Jahren 2003 bis 2006 insgesamt 20 %, und somit jedes fünfte Kind, psychisch auffällig war (Klipker et al., 2018). In der zweiten Welle der KiGGS-Datenerhebung von 2014 bis 2017 wurde ein Rückgang auf 16,9 % psychischer Auffälligkeiten von Kindern in Deutschland festgestellt (Klipker et al., 2018). Der Migrationshintergrund ist bei psychischen Auffälligkeiten von Bedeutung. Die Verhaltensauffälligkeiten werden hierbei verhältnismäßig öfters aufgeführt als bei Kindern ohne Migrationshintergrund. Eltern schätzen ihre Jungen mit insgesamt 19,1 % häufiger als verhaltensauffällig ein als ihre Mädchen mit nur 14,5 %. Zu dem geschlechterspezifischen Unterscheid nimmt die elterliche Einschätzung einer Verhaltensauffälligkeit der Kinder proportional mit steigenden sozioökonomischen Status ab (Hölling et al., 2014). Bezogen auf das geschlechterspezifische Verhalten wies die KiGGS Welle 2 bei Jungen besonders auf erhöhte Auffälligkeiten im aggressiv-dissozialen Verhalten, Hyperaktivität und auf Probleme mit Gleichaltrigen hin. Im Vergleich dazu fallen Mädchen eher durch emotionale Probleme wie Ängstlichkeit und Depressivität aber auch stärkeres prosoziales Verhalten auf (Hölling et al., 2007; Hölling et al., 2014; Klipker et al., 2018). Begünstigt wird die Entwicklung zu psychischen Verhaltensauffälligkeiten, neben einem niedrigen sozioökonomischen Status, vor allem durch die familiären Lebenssituation. Das Aufwachsen in einer Einelternfamilie oder in Familien mit einem chronisch körperlichen oder psychisch erkrankten Elternteil. Anhaltende Familienkonflikten oder Arbeitslosigkeit können zusätzlich psychische Auffälligkeiten bei Vorschulkindern fördern (RKI & Destatis, 2008).

1.1.2   Datenlage zum Gesundheitsverhalten von Vorschulkinder

Das Gesundheitsverhalten von Vorschulkinder tendiert immer häufiger zu Bewegungsmangel hinzu Übergewicht und Adipositas und daraus resultierend zu motorischen Defiziten in der Entwicklung. Mit den psychosozialen Verhaltensauffälligkeiten der Kinder wird ein zunehmendes Risiko für einen eingeschränkten Gesundheitszustand bereits in den jungen Jahren deutlich. Mögliche weiterführende Beschwerden wie Herz-Kreislauf-Erkrankungen, ein metabolisches Syndrom, orthopädische Problematiken und psychische Gesundheitsstörungen können sich dadurch in späteren Lebensphasen manifestieren (Graf, Dordel, Koch & Predel, 2006; Pérez-Bey et al., 2018; Reinhardt, 2018; RKI & Destatis, 2008).

Das Gesundheitsverhalten wird dabei maßgeblich von dem sozioökonomischen kulturellen und physischen Umfeld und das kommunale Netzwerk bestimmt, welche die Lebensbedingungen und die eigene erlernte Lebensweise im Kindesalter bedingen (Dahlgren & Whitehead, 1991). Darunter fallen unter anderem die Lebensverhältnisse und Umweltbedingungen der eigenen Familie, die Prägung von gesundheitsrelevanten Verhaltensweisen und spezifische Settings wie die Kindertagesstätten der Vorschulkinder. Diese Faktoren bestimmen maßgeblich die Entwicklungs- und Lernphase junger heranwachsender Kinder und stellen die Weichen für das Gesundheitsverhalten im späteren Leben (Pérez-Bey et al., 2018; RKI & Destatis, 2008).

Aus der KiGGS Welle 2 wird deutlich, dass ein niedriger sozioökonomischer Status ein ungesundes Gesundheitsverhalten begünstigt. Auch ein geringer Bildungsstand sowie die berufliche Stellung und eine schlechte Einkommenssituation der Eltern steht nach Angaben der Datenerhebung im Zusammenhang zum negativen Gesundheitsverhalten der Vorschulkinder. Kinder aus den eben genannten benachteiligten Sozialgruppen treiben seltener Sport und sind häufiger übergewichtig oder adipös (RKI, 2018).

Im Durchschnitt bewegt sich nur jedes zweite Vorschulkind im Alter von 3 bis 6 Jahre nach der internationalen Bewegungsempfehlungen der World Health Organisation [WHO] mindestens eine Stunde am Tag. Damit ist nur die Hälfte der Kinder ausreichend körperlich aktiv, verbessert damit die Geschicklichkeit, erhält die Beweglichkeit, kräftigt Muskulatur und Knochen oder trägt zur Anregung ihres Herz-Kreislauf-Systems bei (Bundesamt für Sport [BASPO], 2007). Die Jungen (48,9 %) bewegen sich im Gegensatz zu den Mädchen (42,5 %) auch deutlich häufiger und länger (Finger et al., 2018, S. 26; Krug, Finger, Lange, Richter & Mensink, 2018).

Das Bewegungsverhalten der Vorschulkinder ist auch von dem Grad der gesundheitsbewussten Lebensweise der Eltern mitbestimmt. Sporttreibende Eltern mit höherem sozioökonomischen Status sowie eine sportfreundliche Umgebung erleichtern als wichtiger Einflussfaktor das Ausüben von sportlichen Aktivitäten und eine gesundheitsförderliche Einstellung (Krug et al., 2018; Finger, Mensink, Banzer, Lampert & Tylleskär, 2014).

Der bewegungsarme Alltag wird zusätzlich begünstigt durch das Medienverhalten der Vorschulkinder. Immer häufiger wird statt einer körperlich anstrengenden Freizeitaktivität die passive Beschäftigung am Fernseher oder Computer gewählt (RKI & Destatis, 2008). Häufiger von den unteren sozialen Statusgruppen und vermehrt am Wochenende genutzt, beeinflusst jene Nutzung die Kindergesundheit. Frühzeitig entwickelt sich durch den zunehmenden Bewegungsmangel Übergewicht und Beeinträchtigungen der motorischen Entwicklung (Stettler, Signer & Suter, 2004; Deutscher Sportbund [DSB], 2003). Die abnehmende körperliche und psychosoziale Belastung durch erhöhter Medienkonsum äußert sich in Sozialer kognitiver und emotionaler Entwicklungsstörungen (Zimmerman & Christakis, 2005).

Auch die Ernährungssituation der Vorschulkinder ist im Gesundheitsverhalten zu berücksichtigen. Diese zeichnet sich besonders durch eine hohe Energieaufnahme, beziehungsweise hochkalorischen Nährstoffzufuhr aus, welche den wachstumsbedingten Bedarf übersteigt.

Zwar ist der Verzehr von Süßigkeiten im Schnitt gesunken, dennoch konsumieren 3- bis 10-jährige Mädchen durchschnittlich 60,6 g, und gleichaltrige Jungen 68,4 g Süßwaren täglich (Krug et al., 2018). Dazu kommt der tägliche Konsum zuckerhaltiger Getränke, welcher die KiGGS Welle 2 mit durchschnittlich 454 ml bei Mädchen und 568 ml bei Jungen im Alter von 3 bis 10 Jahre erforschte (RKI, 2018).

Vergleichsweise dazu erreichen nur 14 % der 3- bis 10-jährigen Kinder die Empfehlung der Deutschen Gesellschaft für Ernährung [DGE] von mindestens fünf Portionen Obst und Gemüse pro Tag (Krug et al., 2018).

Beeinflusst werden die Essgewohnheiten durch die Vorbildfunktion der Eltern und andere Bezugspersonen, wie auch den verschiedenen Lebenswelten. Die in der Kindheit erlernten Ernährungsgewohnheiten prägen nachhaltig das Ernährungsverhalten im späteren Erwachsenenalter und sind schwer zu verändern (RKI & BZgA, 2008).

Besonders das Verpflegungsangebot des Settings Kindertagesstätte ist bei der Beeinflussung eines gesunden Ernährungsverhalten relevant, da über 90 % der Vorschulkinder hier betreut und erreicht werden. Da jedoch der Großteil der Kindertageseinrichtung kein gesundheitsförderliches Mittagsangebot sicherstellt, ergibt sich hier eine Notwendigkeit für ein settingorientierter Handlungsbedarf (Bertelsmann Stiftung, 2014, S. 6).

Wichtig ist dabei die Lebensmittelauswahl und deren Lebensmittelproportionen für eine bedarfsgerechte und ausgewogene Deckung des Nährstoffbedarfs von Vorschulkinder. Neben viel Wasser oder Tee werden Speisepläne mit viel pflanzlichen Lebensmitteln, wie Obst und Gemüse, empfohlen, wobei fett- und zuckerreiche Lebensmittel nur sparsam konsumiert werden sollen (Katholisches Klinikum Bochum, 2019).

Eingeschränkt wird eine förderliche gesundheitsbewusste Lebensweise jedoch durch die Lebensumstände, wie materielle Ressourcen, Bildung und Umweltfaktoren. Diese beeinflussen die Häufigkeit der Bewegung von Vorschulkindern, abhängig von den Wohnverhältnissen, der Verfügbarkeit von Grünflächen, Sportangeboten und dem Verkehrsaufkommen. Die Lebensverhältnisse spiegeln sich auch in dem Ernährungsverhalten wider: Je ausgeprägter die Fast-Food-Angebote in der Nachbarschaft vertreten sind, desto wahrscheinlicher tendieren die Essgewohnheiten zur ungesunden Ernährung (RKI, 2018).

Die Datenlage zum Gesundheitsverhalten beschreibt zusammenfassend ein problematisches gesundheitsschädliches Verhalten der Vorschulkinder mit dem überwiegenden Ursprung im Umweltverhältnis und den Lebensbedingungen.

Der Bedarf an settingorientierten Maßnahmen und die Bedeutsamkeit der Förderung sozial benachteiligter Kinder im Vorschulalter werden hierbei besonders deutlich, da die sozialen Unterschiede schon in jungen Jahren maßgebenden Einfluss auf den Lebenslauf und das Gesundheitsverhalten haben. Verhältnispräventive Ansätze, die konkret an die Lebensbedingungen und gesellschaftlichen Strukturen ansetzten, sind damit notwendig und die Gesundheit junger heranwachsender Kinder zu schützen. Mit einem positives Gesundheitsverhalten und verbesserten Gesundheitsverständnis können Erkrankungsrisiken und kostenintensive Folgeerkrankungen reduziert werden und die Chancengleichheit in Deutschland verbessert werden.

1.1.3   Kindertageseinrichtungen als Schlüsselsetting der Gesundheitsförderung

Mit dem rechtlichen Anspruch auf einen öffentlich geförderten Betreuungsplatz für Kinder ab 2 Jahre ist der Bedarf an Betreuungsplätze in Kindertageseinrichtungen in den letzten Jahren gestiegen (Deutscher Bundestag, 2008, S. 2403). Rund 3,2 Millionen Kinder wurden im Jahr 2019 an insgesamt 56.708 Tageeinrichtungen betreut. 93 % der Vorschulkinder besuchen damit im Alter zwischen 3 und 6 Jahren eine Kindertagesstätte (Destatis, 2019).

Zu den alltäglichen Kontakten von beinahe jedem Vorschulkind gehören Kindertageseinrichtungen welche, neben späteren Lebenswelten wie die Schule, zu den reichweitenstärksten Settings gehören. Kindergärten und Kindertagesstätten bilden schlussfolgernd ein ideales Feld für eine entsprechende Gesundheitsförderung. Das zentrale Setting, der in der Entwicklungs- und Lernphase befindlichen Vorschulkinder, bietet eine großflächige und landesweite Chance zur Erreichung und Unterstützung früher Gesundheitsförderungen. Das große Potenzial dahingehend macht aus der Kindertageseinrichtung ein Schlüsselsetting für die Förderung und Erhaltung der Gesundheit und des Wohlbefindens heranwachsender Vorschulkinder.

Darüber hinaus besuchen Vorschulkinder eine Kindertagesstätte in einer bedeutenden Phase ihres Lebens. Das Kindesalter ist laut Entwicklungspsychologie und Neurowissenschaften die lernintensivste Zeit im gesamten Leben. Diese Zeit ist geprägt durch die Entwicklung der Persönlichkeit und der Entstehung von Einstellungen und Verhaltensweisen. Vorschulkinder sind lernfähig und lernbereit und entwickeln sich durch Umwelteinflüsse, Anregungen und Impulse ständig weiter und sind offen für Erfahrungen (Singer, 2003).

Hier wird die Wichtigkeit eines gesundheitsbewussten Vorlebens und das Nahebringen gesundheitsförderlicher Verhaltensweisen in Settings deutlich.

Das Gesundheitsverhalten der Vorschulkinder wird durch äußere Reize und ausgeübte Aktivitäten anhand neuronaler Repräsentationen im Gehirn gebildet (Spitzer, 2002). Im Umkehrschluss bedeutet dies, je öfters gesundheitsfördernde Stimulationen und entsprechende Tätigkeiten ausgeübt werden, desto stärker verankert sich dies im Verhalten des Kindes.

Eine frühe gesundheitsbewusste Bildung in der Kindertagesstätte ist somit wichtig, um bei der Entstehung und Prägung eines positiven Gesundheitsbewusstsein mitzuwirken.

Die in der Kindheit erlernten gesundheitlichen Verhaltensweisen und Einstellungen hinterlassen Gedächtnisspuren, die über Jahre hinweg stabil bleiben (Spitzer, 2002; 2004).

Damit begründet sich die Kindertageseinrichtung als Schlüsselsetting für die Gesundheitsförderung bei Vorschulkinder. Die Fähigkeiten und Fertigkeiten im Gesundheitsverhalten, welche Vorschulkinder im Setting Kindertagesstätte erlenen, prägen und beeinflussen maßgebend die weitere Entwicklung und das spätere Leben (Kluczniok, 2017).

Darüber hinaus ist die Kindertageseinrichtung ein Schlüsselsetting für die Chancengleichheit gesellschaftlich und sozial benachteiligter Bevölkerungsgruppen.

Der Bildungsstand und die finanzielle Situation der Herkunftsfamilie sowie die sozioökonomischen und kommunalen Umweltbedingungen beeinflussen nach wie vor die Entwicklungs- und Lernmöglichkeiten der Kinder (Becker & Biedinger, 2016; Bundesministerum für Familie, Senioren, Frauen und Jugend, 2013).

Ebenso ist das Gesundheitsverhalten bei Vorschulkinder mit einer sozialökonomisch benachteiligten Familie tendenziell schlechter (RKI, 2018). Die Kindergesundheit ist dabei vor allem hinsichtlich Entwicklungsauffälligkeiten in den Bereichen Sprache, Bewegung, Ernährung und Verhalten betroffen (RKI, 2018; RKI & BZgA, 2008).

Um gesundheitsschädliche und umweltbedingte Verhaltensweisen frühzeitig zu erkennen, und Handlungsmöglichkeiten für ein förderliches Gesundheitsverhalte bei Risikogruppen anzubieten, eignet sich das Setting Kindertagesstätte. Hier ist der Zugang zu Be-völkerungsgruppen, die sonst nur zu einem geringen Prozentsatz durch Angebote oder Gesundheitsförderung ansprechbar sind, wesentlich höher (Kliche et al., 2008).

Die frühe Bildungsbeteiligung mit Kompetenzen und Orientierungen fördert die Fähig-keiten und Chancen der benachteiligter Vorschulkinder, im weiteren Leben gesundheitli-che Potenziale zu nutzen oder Risiken zu vermeiden (Schlack, Kurth & Hölling, 2008; Lampert & Kuntz, 2015).

Damit wird die Kindertageseinrichtung zum notwendigen und wichtigsten Schlüsselset-ting für den Entwicklungsstart von benachteiligten Vorschulkindern.

Mithilfe von Setting-Ansätze kann schon frühzeitig soziale und gesellschaftlich faire Be-dingungen für den Einstieg und die darauffolgenden Lebensphasen geschaffen werden.

Zusammenfassend ist die physische und psychosoziale Gesundheit von Vorschulkinder elementar für die Chance auf Bildung, Entwicklung und Wohlbefinden, wodurch die reichweitenstarke Kindertageseinrichtung zum Schlüsselsetting mit dem Bildungs-, Er-ziehungs- und Betreuungsauftrag im Schwerpunkt Gesundheitsförderung wird (BZgA, 2002).

1.2 Ableitung von Handlungsansätzen

Im Weiteren werden drei zentrale Handlungsansätze zum Setting Kindertageseinrichtung abgeleitet und begründet, angelehnt an die Analyse der Datenlage für Gesundheitsförde-rung von Vorschulkinder.

1.2.1 Handlungsansatz: Förderung von gesundheitswirksamer körperlicher Aktivität

Einer der wichtigsten Handlungsfelder für die Gesundheitsförderung ist die Bewegung der Vorschulkinder. Da nur jedes zweite Vorschulkind im Alltag ausreichend im Bewe-gungsbedarf ausgelastet (BASPO, 2007), und 90 % aller Vorschulkinder in Deutschland eine Kindertagesstätte besuchen, erschließt sich der erste Handlungsansatz: die Förderung gesundheitswirksamer körperlicher Aktivitäten.

Um die körperlichen Kompetenzen und die motorische Leistungsfähigkeit der Vorschul-kinder zu fördern, können Bewegungsprogramme in Kitas genutzt werden.

Etablierte und evaluierte Bewegungskonzepte, wie das AOK-Förderungsprojekt „Mach mit bei Felix Fit", welches seit 2012 als Bewegungsprojekt im Setting Kindertagesein-richtung für Kinder im Vorschulalter stattfindet, dient als Beispiel (AOK NORDWEST & Asklepios Weserbergland-Klinik, 2012). Hier werden Erzieherinnen und Erzieher in Workshops geschult und fortgebildet. Den Vorschulkinder wird ein altersgerechtes Kör-per- Kopf- und Motorik-Training mit spielerischen Lerneinheiten zur Kenntnisvermitt-lung geboten.

Damit können die Bewegungsverhältnisse der Vorschulkinder verbessert, und gesund-heitswirksame körperliche Aktivitäten im Setting Kindertageseinrichtung gefördert wer-den.

1.2.2   Handlungsansatz: Förderung einer bedarfsgerechten Ernährung

Die Förderung einer bedarfsgerechten Ernährung bildet den zweiten Handlungsansatz.

Eine kindgerechte Wissensvermittlung über gesunde und ausgewogene Ernährung und die praktische Umsetzung des Ernährungsverhalten ist in der Entwicklungsphase der Vor-schulkinder besonders wichtig. In diesem Lebensabschnitt bilden sich, prägend für das weitere Leben, Einstellungen und Verhaltensmuster auch im Essverhalten (Spitzer, 2002; Spitzer, 2004).

Die Datenlage in Deutschland zeigt, dass die Ernährung bei Vorschulkinder überwiegend nicht bedarfsgerecht ist. Der Konsum von Süßwaren und gesüßten Getränken ist schon im Vorschulalter zu hoch, vergleichsweise mit der geringen Versorgung von ausreichend Gemüse und Obst (Krug et al., 2018; RKI, 2018).

Mit Hilfe von Konzepten und Strategien, wie mit der Umsetzung des DGE-Qualitätsstan-dards für die Verpflegung in Kindertageseinrichtungen, kann ein bedarfsgerechtes Ernäh-rungsverhalten gefördert werden (DGE, 2013).

Erzieherinnen und Erzieher können geschult werden und im Dialog mit den Eltern ein gesundheitsförderndes Setting für Vorschulkinder zu gestalten.

Durch die Ausübung des Konzepts zur bedarfsgerechten Ernährung können die Weichen für die spätere optimale Entwicklung gestellt, sowie das Risiko für Übergewicht oder Adipositas und Folgeerkrankungen minimiert werden.

1.2.3 Handlungsansatz: Förderung der psychosozialen Gesundheit

Im letzten zentralen Handlungsansatz wird die Förderung der psychosozialen Gesundheit abgeleitet.

Die Häufigkeit der Verhaltensauffälligkeiten und psychosozialen Beeinträchtigungen von Vorschulkinder in Deutschland ist in den letzten Jahren fortgeschritten (Hölling et al., 2007; Hölling et al., 2014).

Daraus lässt sich die Notwendigkeit eines settingorientierten Handlungsansatzes ableiten, um die psychosoziale Gesundheit zu fördern.

Zur Förderung der seelischen Gesundheit tragen Handlungsansätze bei, welche die psychische Leistungs- und Widerstandsfähigkeit begünstigen. Dazu gehören Übungen zur Entspannung oder zur Körper- und Sinneswahrnehmung. Diese unterstützen das emotionale Wohlbefinden, helfen belastende Situationen besser zu bewältigen und psychischen Störungen vorbeugen.

Programme wie das Autogene Training und die Progressive Muskelentspannung nach Jacobson können dazu genutzt werden und belegen die Wirksamkeit der Entspannungsmethode zur Förderung der Gesundheit (Maerker, 1996).

Durch frühe Einbindungen psychosozialer, gesundheitsförderlicher Handlungsansätze im Setting Kindertageseinrichtung kann die psychosoziale Entwicklung der Vorschulkinder, durch Stärkung der Ressourcen, unterstützt und gefördert werden. Kontinuierlich durchgeführte Aktivitäten im Setting Kindertagesstätte beeinflussen nachweisbar positiv das Wohlbefinden und die Gesundheit der Vorschulkinder (Kliche et al., 2008, S. 157).

2 Schwerpunktthema für ein Gesundheitsförderungsprojekt im Setting Kindertageseinrichtung

In der folgenden Tabelle wird der Handlungsansatz Förderung der psychosozialen Gesundheit als Schwerpunkt für ein Gesundheitsförderungsprojekt festgelegt. Anhand des übergeordneten Interventionsziels mit entsprechenden verhaltens- und verhältnispräventiven Maßnahmen werden darüber hinaus die dazugehörigen Inhalte und Teilziel dargestellt und ausformuliert.

Tab. 1: GuteLauneSchlechteLaune – Gesundheitsförderungsprojekt in Kindertageseinrichtungen

Schwerpunktthema	
GuteLauneSchlechteLaune - Seelische Gesundheit mit der Kindertageseinrichtung	
Übergeordnetes Interventionsziel	
Verbesserung des Einfühlungsvermögens und Kommunikations- und Konfliktfähigkeit durch Förderung der emotionalen und sozialen Kompetenz und kognitive und soziale Fähigkeiten der Kinder im Vorschulalter	
Verhaltensprävention	**Verhältnisprävention**
Nennung der Maßnahme:	**Nennung der Maßnahme:**
• Lernphasen mit Verhaltenstraining und Erlebnisübungen zu Einfühlungsvermögen, Gefühlserleben und prosozialem Verhalten (Konflikt- und Problemlösekompetenzen)	• Interaktions-Zusammenkünfte zu Einfühlungsvermögen und Kommunikations- und Konfliktfähigkeit der Kinder im Vorschulalter
Teilziele	**Teilziele**
• Verbesserung des sozialen und emotionalen Verhaltens • Vorbeugen von oppositionellem und aggressivem Verhalten • Förderung soziale Wahrnehmung	Unter Einbezug aller Setting-Beteiligter: • Entwicklung von sozialen und emotionale Lernmöglichkeiten der Vorschulkinder in der Kindertageseinrichtung • Erarbeitung von sozial-emotionale Begegnungsmöglichkeiten der Vorschulkinder in der Kindertageseinrichtung
Inhalte	**Inhalte**
Erarbeitung und Umsetzung von umsichtigen Verhalten und Umgangsregeln: • Rücksichtnahme, Einfühlungsvermögen • Selbstkontrolle, Bedürfnisaufschub • Erkennen und Benennen von Gefühlen • Hilfeverhalten und Kooperation • Konflikte und Probleme lösen	Ausarbeitung Förderungs- und Hilfsumfelder: • Schau- oder Rollenspiele • Gemeinsame Gruppenprojekte (Kochen, Gartenarbeit, Spielen, Basteln etc.) • Stuhlkreis-Gespräche über Gefühle, Konflikte und Grenzen

3   Recherche Modellprojekt

Die anschließende Tabelle nimmt Bezug auf das vorangegangene Gesundheitsförderungsprojekt „GuteLauneSchlechteLaune" für Kinder im Vorschulalter in Kindertageseinrichtungen. Das erstellte Projekt wird durch ein Modellprojekt auf die mögliche Entwicklung und Implementierung analysiert, und hinsichtlich der zentralen Ziele, Inhalte und Ergebnisse ausgewertet. Aus den dort gewählten Inhalten und Methoden wird anschließend ein Fazit gezogen, inwiefern diese für die Zielerreichung des erstellten Gesundheitsförderungsprojekts geeignet sind.

Tab. 2: Analyse des Modellprojekts „Kindergarten *plus*" (Deutsche Liga für das Kind, 2014)

Titel Modell-projekt	Kindergarten *plus* - Primärpräventives Programm für Kindergärten und Kindertageseinrichtungen zur Förderung sozial-emotionaler Kompetenz und Vermeidung von Verhaltensproblemen
Projektlaufzeit	Das Projekt läuft seit 2005 und wird an 2.200 Kindertageseinrichtungen umgesetzt.
Projektträger/Initiatoren	Initiator/ Projektträger: • Deutsche Liga für das Kind in Familie und Gesellschaft (Initiative gegen frühkindliche Deprivation) e.V. Partner: • Die Lions Clubs in Deutschland • Landesinstitut für Präventives Handeln (nur für das Saarland)
Ziele	Übergeordnete Ziele: • Stärkung kindlicher Persönlichkeit durch gezielte Förderung individueller, emotionaler, sozialer Kompetenzen zum Schutz vor Gewalt und Suchtabhängigkeit • Förderung der Basisfähigkeiten, die für den späteren Lernerfolg unverzichtbar sind: Selbst- und Fremdwahrnehmung, Einfühlungsvermögen, Kommunikations- und Konfliktfähigkeit, Wahrnehmung von Selbstwirksamkeit und Eigenkompetenz, Motivations-, Leistungs- und Beziehungsfähigkeit Sechs Teilziele (Maywald & Valentien, 2009, S. 8): 1. Förderung der emotionalen, sozialen Kompetenzen der Kinder (Emotionswissen, Emotionsausdruck und -regulation, Empathie, angemessener Konfliktumgang) 2. Unterstützung von Beobachtung und Dokumentation der Persönlichkeit, der Entwicklung und des Verhaltens des einzelnen Kindes 3. Information und Sensibilisierung der Eltern für die Module und Inhalte (Erweiterung des Verständnisses für Entwicklungs- und Bildungsprozesse ihres Kindes) 4. Qualifizierung der Erzieherinnen. 5. Profilierung der Kindertageseinrichtung. 6. Stärkung des öffentlichen Bewusstseins für die frühe Bildung.

Tab. 2 (Fort.): Analyse des Modellprojekts „Kindergarten *plus*" (Deutsche Liga für das Kind, 2014)

Inhalte und Methoden	Durchführung: • Von geschulten Trainern (Erzieherin/Erzieher) Teilnehmer: • Eine Gruppe (8-12 Kinder) im Alter von vier bis fünf Jahren

	• Richtet sich an alle Kinder einer Kita, schließt kein Kind aus und ist auch für Kinder mit besonderen Bedürfnissen geeignet Programmumfang: • Neun thematische Bausteine (Module), die an neun Vor- oder Nachmittagen jeweils für ca. 1,5 bis 2 Stunden durchgeführt werden Inhalte/ Themenbereiche: • Körper, Sinne, Gefühle (Angst und Mut, Wut und Freude, Traurigkeit und Glück), Beziehungen, Grenzen und Regeln, Dokumentation Methode: • Mit Hilfe der Spielfiguren „Tula & Tim" (Handpuppen) werden die Kinder mit kindgerecht durch das Programm geleitet mit: Spielen, Übungen, Gesprächen, Bewegung, Lieder singen • Die Methoden dienen zur Anregung: Körperbewusstsein zu entwickeln, Sinne zu erfahren, Gefühle auszudrücken und zu benennen, Konflikte gewaltfrei zu lösen, Eigenarten wahrzunehmen • Wiederkehrender Ablauf: Begrüßungsritual (Namensschilder, Lied „Tula & Tim"), Dialoge mit den Handpuppen, Gesprächskreis mit praktischen Übungen, Obstpause, Bewegungsspiele, Lied zum Thema des Moduls, kreative Aufgaben, Abschiedsritual (Gefühlsperle) Grundlage des Programms: • Die entscheidenden Grundlagen emotionaler Intelligenz werden im frühen Kindesalter gelegt. Jedem geistigen Lernschritt geht ein sozial-emotionaler voraus • Kompatibilität mit unterschiedlichen pädagogischen Handlungskonzepten und Ansätzen (u.a. Montessori, Reggio Pädagogik, Situationsansatz) • Wichtige Prinzipien sind die (Vor-)Strukturierung von Lernsituationen sowie ein ausgewogenes Verhältnis von Anleitung und freiem Spiel
Ergebnisse	• Die sozialen Kompetenzen der an dem Programm teilnehmenden Kinder verbesserten sich • Soziale Impulsivität und tendenziell Probleme der Kinder der Interventionsgruppe im Umgang mit Gleichaltrigen nahmen ab • Die emotionalen Kompetenzen der Kinder der Interventionsgruppe verbesserten sich signifikant im Hinblick auf die Abnahme ihrer externalisierenden Verhaltensauffälligkeiten (Wutanfälle, mangelnde Folgsamkeit, Lügen und Stehlen) • Kindergarten *plus* kann das plus das Problemverhalten der Kinder verringern und prosoziales Verhalten fördern

Tab. 2 (Fort.): Analyse des Modellprojekts „Kindergarten *plus*" (Deutsche Liga für das Kind, 2014)

Fazit	Die im Modellprojekt „Kindergarten *plus*" ausgewählten Inhalte und Methoden ähneln dem erstellten Gesundheitsförderungsprojekt „GuteLauneSchlechteLaune". Die Zielerreichung des „Kindergarten *plus*", mit der Stärkung und Förderung der Basisfähig-

	keiten und der kindlichen Persönlichkeit durch gezielte Förderung individueller, emotionaler und sozialer Kompetenzen, weist Ähnlichkeiten mit dem übergeordneten Interventionsziel des erstellten Projekts „GuteLauneSchlechteLaune" auf.

Damit kann insgesamt von einer hohen Übertragbarkeit ausgegangen werden. Das Ergebnis der verbesserten sozialen und emotionalen Kompetenzen und die Abnahme sozialer Probleme, Impulsivität und Verhaltensauffälligkeiten in der Interventionsgruppe liefert positive Hinweise die Entwicklung und Implementierung des Gesundheitsförderungsprojekt „GuteLauneSchlechteLaune".

Es ist davon auszugehen das Gesundheitsinterventionen, wie das evaluierte Modellprojekt „Kindergarten *plus*" das Problemverhalten der Kinder verringern und prosoziales Verhalten fördern.

Als Fazit kann das erfolgreiche Modellprojekt „Kindergarten *plus*" mit den dort gewählten Inhalten und Methoden prospektiv auf das Gesundheitsförderungsprojekt „GuteLauneSchlechteLaune" übertragen werden. Es belegt die Wahrscheinlichkeit der wirksamen Zielerreichung der Maßnahme „GuteLauneSchlechteLaune" zur Förderung psychosozialer Gesundheit im Setting Kita. |
| **Literaturquellen** | Deutsche Liga für das Kind. (2014). *Kindergarten plus. Handbuch für Erzieherinnen und Erzieher* (3. Auflage). Berlin: Deutsche Liga für das Kind.

Deutsche Liga für das Kind. (2017). Kindergarten plus - ein Programm der Deutschen Liga für das Kind. In H.-J. Kerner & E. Marks (Hrsg.), *Internetdokumentation des Deutschen Präventionstages*. Hannover: Deutschen Stiftung für Verbrechensverhütung und Straffälligenhilfe (DVS). Zugriff am 15.04.2021. Verfügbar unter https://www.praeventionstag.de/dokumentation/download.cms?id= 2671&datei=Kindergarten_plus_2017-2671.pdf

Klinkhammer, J. (2012). *Evaluation des Präventionsprogrammes „Kindergarten plus" zur Förderung der sozialen und emotionalen Kompetenzen*. Dissertation, Leuphana Universität Lüneburg. Lüneburg.

Maywald, J. & Valentien, S. (2009). *Kindergarten plus: Ein Programm der Deutschen Liga für das Kind. Handbuch für Erzieherinnen und Erzieher mit CD-ROM* (2. Aufl.). Berlin: Deutsche Liga für das Kind. |

4 Literaturverzeichnis

AOK NORDWEST & Asklepios Weserbergland-Klinik. (2012). Felix Fit – das Bewegungsprogramm für Vor- und Grundschulkinder Zugriff am 14.04.2021. Verfügbar unter https://www.aok.de/pk/nordwest/inhalt/mach-mit-bei-felix-fit-bewegte-kinder/

Bar-Or, O. & Baranowski, T. (1994). *Physical activity, adiposity and obesity among adolescents. Pediatric Exercise Science, 6* (4), 348-360.

Becker, B. & Biedinger, N. (2016). Ethnische Ungleichheiten in der vorschulischen Bildung. In C. Diehl, C. Hunkler & C. Kristen (Hrsg.), *Ethnische Ungleichheiten im Bildungsverlauf. Mechanismen, Befunde, Debatten. Wiesbaden* (S. 433-474). Wiesbaden: Springer VS.

Bertelsmann Stiftung. (2014). *Is(s)t KiTa gut? KiTa-Verpflegung in Deutschland: Status-Quo und Handlungsbedarfe.* Gütersloh.

Bös, K (1999). Kinder und Jugendliche brauchen Sport. In K. Bös & N. Schott (Hrsg.), *Kinder brauchen Bewegung – leben mit Turnen, Sport, Spiel. Bericht vom Kongress der rheinland-pfaelzischen Turnverbaende vom 12. Bis 14. November 1998 in Worms* (S. 29-47). Hamburg: Czwalina.

Bös, K., Opper, E., Woll, A., Liebisch, R., Breithecker, D. & Kremer, B. (2001). Das Karlsruher Testsystem für Kinder (KATS-K) - Testmanual. *Sonderheft Haltungund Bewegung, 21* (4), 4-66.

Bös, K., Worth, A., Oberger, J., Opper, E., Romahn, N. & Wagner, M. (2006). MoMo [Motorik-Modul]: Chance für die Gewinnung einer Baseline und zukünftige Standardisierung der Leistungsdiagnostik. *Bewegungstherapie und Gesundheitssport, 22* (6), 218-222.

Breithecker, D. & Liebisch, R. (1993). *Mit Sport Spiel - Spaß zur besseren Haltung. Rückenschule für Kinder.* Mainz: Braunheim Verlag.

Brettschneider, W. D. (2006). Brennpunkt Zahlen statt Mythen - Aber wie interpretiert man die Daten zum Gesundheitsstatus unserer Kinder und was bedeuten sie für den Schulsport? *Sportunterricht,* (55), 321-325.

Bundesamt für Sport (Hrsg.). (2007). *Gesundheitswirksame Bewegung bei Kindern und Jugendlichen.* Magglingen: Bundesamt für Sport.

Bundesministerium für Familie, Senioren, Frauen und Jugend. (2013). *14. Kinder- und Jugendbericht. Bericht über die Lebenssituation junger Menschen und die Leistungen der Kinder- und Jugendhilfe in Deutschland.* Berlin: Bundesministerium für Familie,

Senioren, Frauen und Jugend (BMFSFJ). Zugriff am 13.04.2021. Verfügbar unter https://www.bmfsfj.de/resource/blob/93146/6358c96a697b0c3527195677c61976cd/14-kinder-und-jugendbericht-data.pdf

Bundeszentrale für gesundheitliche Aufklärung (Hrsg.). (2002). *"Früh übt sich...". Gesundheitsförderung im Kindergarten. Impulse, Aspekte und Praxismodelle* (Forschung und Praxis der Gesundheitsförderung, Bd. 16). Köln: Bundeszentrale für gesundheitliche Aufklärung.

Dahlgren, G. & Whitehead, M. (1991). *Policies and strategies to promote social equity in health.* Stockholm: Institute for future studies.

Danielzik, S., Pust, S., Landsberg, B. & Müller, M. J. (2005). First lessons from the Kiel Obesity Prevention Study (KOPS). *International journal of obesity (2005), 29* (2), 78-83. https://doi.org/10.1038/sj.ijo.0803099

Deutsche Gesellschaft für Ernährung. (2013). DGE-Qualitätsstandard für die Verpflegung in Kindertageseinrichtungen für Kinder (4. Auflage). Bonn. Zugriff am 14.04.2021. Verfügbar unter https://www.fitkid-aktion.de/fileadmin/user_upload/medien/DGE-QST/DGE_Qualitaetsstandard_Kita.pdf

Deutsche Liga für das Kind. (2014). *Kindergarten plus. Handbuch für Erzieherinnen und Erzieher* (3. Auflage). Berlin: Deutsche Liga für das Kind.

Deutsche Liga für das Kind. (2017). Kindergarten plus - ein Programm der Deutschen Liga für das Kind. In H.-J. Kerner & E. Marks (Hrsg.), *Internetdokumentation des Deutschen Präventionstages.* Hannover: Deutschen Stiftung für Verbrechensverhütung und Straffälligenhilfe (DVS). Zugriff am 15.04.2021. Verfügbar unter https://www.praeventionstag.de/dokumentation/download.cms?id=2671&datei=Kindergarten_plus_2017-2671.pdf

Deutscher Bundestag. (2008). Gesetz zur Förderung von Kindern unter drei Jahren in Tageseinrichtungen und in Kindertagespflege (Kinderförderungsgesetz - KiföG). *Bundesgesetzblatt,* (57), 2403-2409.

Deutscher Sportbund (Hrsg.). (2003). *WIAD-AOK-DSB-Studie II - Bewegungsstatus von Kindern und Jugendlichen in Deutschland. Fitness weiter im Abwärtstrend - Kurzfassung.* Frankfurt a. M.: Deutscher Sportbund.

Dordel, S. (2007). *Bewegungsförderung in der Schule. Handbuch des Sportförderunterrichts* (5. Auflage). Dortmund: Verlag modernes lernen.

Finger, J. D., Mensink, G. B. M., Banzer, W., Lampert, T. & Tylleskär, T. (2014). Physical activity, aerobic fitness and parental socio-economic position among adolescents:

the German Health Interview and Examination Survey for Children and Adolescents 2003-2006 (KiGGS). *International Journal of Behavioral Nutrition and Physical Activity, 11* (1). https://doi.org/10.1186/1479-5868-11-43

Finger, J. D., Varnaccia, G., Borrmann, A., Lange, C. & Mensink, G. B. M. (2018). Körperliche Aktivität von Kindern und Jugendlichen in Deutschland - Querschnittergebnisse aus KiGGS Welle 2 und Trends. *Journal of Health Monitoring, 3* (1), 24-31. https://doi.org/10.17886/RKI-GBE-2018-006

Goodman, R. (1997). The Strengths and Difficulties Questionnaire: a research note. *Journal of child psychology and psychiatry, and allied disciplines, 38* (5), 581-586. https://doi.org/10.1111/j.1469-7610.1997.tb01545.x

Graf, C., Dordel, S., Koch, B. & Predel, H.-G. (2006). Bewegungsmangel und Übergewicht bei Kindern und Jugendlichen. *Deutsche Zeitschrift für Sportmedizin, 57* (9), 220-224.

Graf, C., Koch, B., Dordel, S., Coburger, S., Christ, H., Lehmacher, W. et al. (2003). Prävention von Adipositas - eine familiäre Aufgabe? *Deutsches Ärzteblatt,* 47, 3110-3114. https://doi.org/10.1055/s-2003-816326

Hölling, H., Erhart, M., Ravens-Sieberer, U. & Schlack, R. (2007). Verhaltensauffälligkeiten bei Kindern und Jugendlichen. *Bundesgesundheitsblatt - Gesundheitsforschung - Gesundheitsschutz, 50* (5-6), 784-793.

Hölling, H., Schlack, R., Petermann, F., Ravens-Sieberer, U. & Mauz, E. (2014). Psychische Auffälligkeiten und psychosoziale Beeinträchtigungen bei Kindern und Jugendlichen im Alter von 3 bis 17 Jahren in Deutschland - Prävalenz und zeitliche Trends zu 2 Erhebungszeitpunkten (2003-2006 und 2009-2012). Ergebnisse der KiGGS-Studie - Erste Folgebefragung (KiGGS Welle 1). *Bundesgesundheitsblatt - Gesundheitsforschung - Gesundheitsschutz, 57* (7), 807-819. https://doi.org/10.1007/s00103-014-1979-3

Katholisches Klinikum Bochum (Hrsg.). (2019). *Präventive Ernährungskonzepte.* Zugriff am 13.04.2021. Verfügbar unter https://www.klinikum-bochum.de/fachbereiche/kinder-und-jugendmedizin/forschungsdepartment-kinderernaeh-rung/praeventive-ernaehrungskonzepte.html

Kliche, T., Gesell, S., Nyenhuis, N., Bodansky, A., Deu, A., Linde, K. et al. (Hrsg.). (2008). *Prävention und Gesundheitsförderung in Kindertagesstätten. Eine Studie zu Determinanten, Verbreitung und Methoden für Kinder und Mitarbeiterinnen.* Weinheim: Juventa.

Klinkhammer, J. (2012). *Evaluation des Präventionsprogrammes „Kindergarten plus"* *zur Förderung der sozialen und emotionalen Kompetenzen.* Dissertation, Leuphana Universität Lüneburg. Lüneburg.

Klipker, K., Baumgarten, F., Göbel, K., Lampert, T. & Hölling, H. (2018). Psychische Auffälligkeiten bei Kindern und Jugendlichen in Deutschland - Querschnittergebnisse aus KiGGS Welle 2 und Trends. *Journal of Health Monitoring, 3* (3), 37-45. https://doi.org/10.17886/RKI-GBE-2018-077

Kluczniok, K. (2017). Längsschnittliche Analysen der Auswirkung frühkindlicher Lernumwelten - Chancen und Risiken außerfamilialer Betreuung. *Pädagogische Rundschau, 71* (3/4), 247-259.

Krug, S., Finger, J. D., Lange, C., Richter, A. & Mensink, G. B. M. (2018). Sport- und Ernährungsverhalten bei Kindern und Jugendlichen in Deutschland - Querschnittergebnisse aus KiGGS Welle 2 und Trends. *Journal of Health Monitoring, 3* (2), 3-22. https://doi.org/10.17886/RKI-GBE-2018-065

Kurth, B.-M. & Schaffrath Rosario, A. (2007). Die Verbreitung von Übergewicht und Adipositas bei Kindern und Jugendlichen in Deutschland. Ergebnisse des bundesweiten Kinder- und Jugendgesundheitssurveys (KiGGS). *Bundesgesundheitsblatt - Gesundheitsforschung – Gesundheitsschutz, 50* (5/6), 736-43.

Kühl, H. (1985). Bewegungsmangel unserer Kinder als Ursache für psychische und physische Erkrankungen. In H. Reiber (Hrsg.), *Schriftenreihe des deutschen Sportlehrerverbandes. Bewegungserziehung mit Kindern im Vorschulalter.* Wetzlar: Deutscher Sportlehrerverband.

Lampert, T. & Kuntz, B. (KiGGS Study Group) (2015). Gesund aufwachsen - Welche Bedeutung kommt dem sozialen Status zu? *GBE* Kompakt, *6* (1), 1-22.

Laschner, W. (1979). Orthopädische Aspekte bei der Bewegungserziehung im Vorschulalter. In W. Betsch & Schwäbischer Turnerbund (Hrsg.), *Bewegungserziehung im Vorschulalter* (2. erw. u. verb. Aufl.). Schorndorf: Hofmann Verlag.

Maywald, J. & Valentien, S. (2009). *Kindergarten plus: Ein Programm der Deutschen Liga für das Kind. Handbuch für Erzieherinnen und Erzieher mit CD-ROM* (2. Aufl.). Berlin: Deutsche Liga für das Kind.

Maerker, A. (1996). Entspannungsverfahren. In J. Margraf (Hrsg*.), Lehrbuch der Verhaltenstherapie Band 1* (S. 285-292). Heidelberg: Springer Verlag.

Pérez-Bey, A., Segura-Jiménez, V., Fernández-Santos, J. d. R., Esteban-Cornejo, I., Gómez-Martínez, S., Veiga, O. L. et al. (2018). The Role of Adiposity in the Association between Muscular Fitness and Cardiovascular Disease. *The Journal of Pediatrics, 199*, 178-185.e4. https://doi.org/10.1016/j.jpeds.2018.03.071

Reinhardt, D. (2018). Dicke Kinder, erhöhtes Herz-Gefäß-Risiko. *MMW Fortschritte der Medizin, 160* (12), 37. https://doi.org/10.1007/s15006-018-0701-z

Robert Koch-Institut (Hrsg.). (2018*). KiGGS Welle 2. 2014 - 2017.* Zugriff am 13.04.2021. Verfügbar unter https://www.rki.de/DE/Content/Gesundheitsmonitoring/Studien/Kiggs/kiggs_2/Kiggs_2_node.html

Robert Koch-Institut & Statistisches Bundesamt. (2008). *Lebensphasenspezifische Gesundheit von Kindern und Jugendlichen in Deutschland. Ergebnisse des Nationalen Kinder- und Jugendgesundheitssurveys (KiGGS).* Berlin: Robert Koch-Institut (RKI). Zugriff am 13.04.2021. Verfügbar unter https://www.rki.de/DE/Content/Gesundheitsmonitoring/Gesundheitsberichterstattung/GBEDownloadsB/KiGGS_SVR.pdf?__blob=publicationFile

Robert Koch-Institut. (2018). Frühe Weichenstellung. Neue Daten zu Gesundheitsverhalten bei Kindern und Jugendlichen im Journal of Health Monitoring. Zugriff am 13.04.2021. Verfügbar unter https://www.rki.de/DE/Content/Service/Presse/Pressemitteilungen/2018/06_2018.html

Robert Koch-Institut & Bundeszentrale für gesundheitliche Aufklärung. (2008). *Erkennen - Bewerten - Handeln: Zur Gesundheit von Kindern und Jugendlichen in Deutschland.* Berlin: Robert Koch-Institut.

Schienkiewitz, A., Brettschneider, A.-K., Damerow, S. & Schaffrath Rosario, A. (2018). Übergewicht und Adipositas im Kindes- und Jugendalter in Deutschland - Querschnittergebnisse aus KiGGS Welle 2 und Trends. *Journal of Health Monitoring, 3* (1), 16-23. https://doi.org/10.17886/RKI-GBE-2018-005

Schlack, R., Kurth, B. M. & Hölling, H. (2008). Die Gesundheit von Kindern und Jugendlichen in Deutschland - Daten aus dem bundesweit repräsentativen Kinder- und Jugendgesundheitssurvey (KiGGS). *Umweltmedizin in Forschung und Praxis, 13* (4), 245-260.

Schneider, V (2017). Gesundheitsförderung im Setting. In V. Schneide (Hrsg.), *Gesundheitspädagogik* (S. 22-252). Wiesbaden: Springer Fachmedien. https://doi.org/10.1007/978-3-658-18886-3_9

Singer, W. (2003). Was kann ein Mensch wann lernen? Ein Beitrag aus Sicht der Hirnforschung. In W. E. Fthenakis (Hrsg.), *Elementarpädagogik nach PISA. Wie aus Kindertagesstätten Bildungseinrichtungen werden* (S. 67-75). Freiburg: Herder.

Spitzer, M. (2002). *Lernen. Gehirnforschung und die Schule des Lebens* (1. Aufl.). Heidelberg: Spektrum Akademischer Verlag.

Spitzer, M. (2004). *Selbstbestimmen. Gehirnforschung und die Frage: Was sollen wir tun?* (1. Aufl.). Heidelberg: Spektrum Akademischer Verlag.

Statistisches Bundesamt. (2019). *Statistiken der Kinder- und Jugendhilfe 2019. Kinder und tätige Personen in Tageseinrichtungen und in öffentlich geförderter Kindertagespflege.* Zugriff am 13.04.2021. Verfügbar unter www.destatis.de/DE/Themen/Gesellschaft-Umwelt/Soziales/Kindertagesbetreuung/Publikationen/Downloads-Kindertagesbetreuung/tageseinrichtungen-kindertagespflege-5225402197004.pdf

Stettler, N., Signer, T. M. & Suter, P. M. (2004). Electronic games and environmental factors associated with childhood obesity in Switzerland. *Obesity research, 12* (6), 896-903. https://doi.org/10.1038/oby.2004.109

Taimela, S., Osterman, L., Kujala, U., Lehto, M., Korhonen, T. & Alaranta, H. (1990). Motor ability and personality with reference to soccer injuries. *The Journal of sports medicine and physical fitness, 30* (2), 194-201.

Zalesin, K. C., Franklin, B. A., Miller, W. M., Peterson, E. D. & McCullough, P. A. (2011). Impact of obesity on cardiovascular disease. *The Medical clinics of North America, 95* (5), 919–937. https://doi.org/10.1016/j.mcna.2011.06.005

Zimmer, R. (2002). Der Kindergarten als Setting der Gesundheitsförderung. *"Früh übt sich..." Gesundheitsförderung im Kindergarten. Impulse, Aspekte und Praxismodelle. Dokumentation einer Expertentagung der BZgA vom 14. bis 15. Juni 2000 in Bad Honnef.* (Bundeszentrale für gesundheitliche Aufklärung (BZgA), Hrsg.).

Zimmerman, F. J. & Christakis, D. A. (2005). Children's television viewing and cognitive outcomes: a longitudinal analysis of national data. *Archives of pediatrics & adolescent medicine, 159* (7), 619-625. https://doi.org/10.1001/archpedi.159.7.619

5　Tabellenverzeichnis